AF495878

NOUVEL APPAREIL

POUR

LE TRAITEMENT DES FRACTURES DU COL & DU CORPS DU FÉMUR

ET

MÉTHODE

POUR DONNER DES SOINS A TOUS LES GRABATAIRES
IMMOBILES,

PAR

Le docteur H. DAMOISEAU,

Ancien Interne des hôpitaux de Paris.

———❦———

ALENÇON

IMPRIMERIE DE BONNET, PLACE DE LA HALLE AU BLÉ.

—

1852

NOUVEL APPAREIL

POUR

LE TRAITEMENT DES FRACTURES DU COL ET DU CORPS DU FÉMUR,

ET MÉTHODE

POUR DONNER DES SOINS A TOUS LES GRABATAIRES IMMOBILES.

Si, dans les nombreuses applications de la thérapeutique chirurgicale, on peut trouver réunies quelque part la richesse des moyens, la certitude et l'évidence des résultats, c'est assurément dans le traitement des fractures ; et, néanmoins, il suffit de jeter les yeux sur ce chapitre si brillant pour remarquer, dans le plus grave de tous les cas, une désolante lacune. Personne ne l'ignore, en effet, dans les cas de fracture du col et même du corps du fémur, nos plus habiles chirurgiens s'estiment quelquefois heureux de voir leur malade échapper à la mort (1), et regardent toujours comme un succès véritable un raccourcissement de quelques centimètres qui permette de marcher sans boiter d'une manière trop apparente (2).

Quel est donc, dans cette question si difficile, l'état actuel de nos con-

---

(1) « Dans nos salles, dit Dupuytren, nos malades atteints de fracture du col du fémur sont souvent affectés d'escarres larges au sacrum, etc., etc., accidents qui causent presque toujours la mort. »

(*Leçons orales*, T. I, p. 29, édit. de 1839.)

(2) « Quand l'extension n'est pas praticable, dit Boyer, on doit s'attendre à une cure traversée par des accidents quelquefois graves, causés par le déplacement habituel des fragments et par l'irritation des parties molles qui en est la conséquence, ou tout au moins à une consolidation accompagnée de difformité.

» Si les difficultés sont si grandes, même pour les fractures transversales, on conçoit aisément qu'elles doivent l'être bien davantage pour les fractures obliques où les fragments ne se prêtent aucun appui ; mais elles sont presque insurmontables dans les cas où la fracture est située près des trochanters ; alors l'appareil n'a presque aucune action sur le fragment supérieur qu'il embrasse à peine, que rien n'empêche de se porter en devant et que le tronc entraîne dans tous ses mouvements. »

(*Traité des mal. chirurg.*, T. III, p. 196, édit. de 1831.)

naissances ? Mon but n'est point d'exposer ici les innombrables machines inventées par le génie chirurgical : elles viennent toutes échouer contre les escarres qu'elles produisent; Dupuytren lui-même, dont les doctrines sur ce sujet semblent être encore en ce moment le dernier mot de la science, en proscrivant tous les appareils à pression continue afin d'éviter ces escarres, n'a rien imaginé pour soustraire ses malades aux escarres plus dangereuses du sacrum. Ces escarres sont, on le sait, le résultat trop fréquent de l'action incessante de la pesanteur sur cette partie du squelette que, chez certains sujets, les coussinets graisseux des fesses ne protégent pas longtemps. En un mot, on a très-peu fait jusqu'ici, il faut en convenir, pour sauvegarder la vie des malades, et les moyens que l'on a employés pour combattre le raccourcissement n'ont produit que des résultats plus ou moins contestables et de nouveaux et incontestables dangers.

Comme tout le monde, je désespérais de l'art sur ce point, et cette question pour moi était au rang de ces problêmes insolubles que l'on ne cherche même plus à aborder, lorsque la nécessité, et si l'on veut le hasard, me mirent, je le crois, sur la voie d'une solution. Pour la bien faire comprendre, posons d'abord les grandes indications ; elles me sont apparues dans l'ordre suivant :

1.º *Protéger la vie du malade tant contre les escarres que produit la pesanteur que contre-celles qu'engendre l'action des machines ;*

2.º *Assurer l'immobilité des deux fragments en abolissant tout mouvement dans les articulations dont ils font partie, c'est-à-dire dans celles de la hanche et du genou, et cela tout en conservant au malade les mouvements indispensables pour satisfaire à ses besoins naturels ;*

3.º *Ramener le membre à sa longueur et à sa rectitude naturelles et l'y maintenir jusqu'à parfaite consolidation de la fracture* (1).

Lorsque le fémur éprouve une solution de continuité et que les surfaces fracturées forment un plan incliné par rapport à l'axe de résistance de

---

(1) Quant à la coaptation dans les cas de fracture du col et de la partie supérieure du corps de l'os, il me semble qu'il n'y a rien de mieux à faire que de rétablir le membre dans sa longueur et sa direction primitives. La brièveté du fragment supérieur et sa situation profonde empêcheront sans doute toujours de l'opérer directement, et par conséquent de l'obtenir avec toute la rigueur et toute l'exactitude désirables.

cet os, on voit à l'instant s'abolir toutes ses fonctions. La cuisse privée de squelette se raccourcit, les muscles puissants qu'elle renferme tendent incessamment et de toutes leurs forces à rapprocher leurs points d'attache et à porter les fragments l'un vers l'autre, l'appareil de la locomotion, dépourvu du levier que l'os de la cuisse représente, est réduit à l'impuissance, et le corps condamné à une immobilité plus ou moins complète.

Il y a une différence bien profonde et trop peu remarquée jusqu'ici, entre les fractures des membres qui laissent plus ou moins au corps la faculté de se mouvoir, et celles qui, anéantissant en quelque sorte les fonctions du système locomoteur tout entier, l'abandonnent au domaine exclusif de la pesanteur. Dans le premier cas, les membres viennent pour ainsi dire au secours les uns des autres et les mouvements essentiels à la vie sont conservés ; dans le second cas, au contraire, l'organisme est entièrement privé de mouvement et se trouve réduit pour ainsi dire à la condition des corps inanimés ; aussi la mort tend-elle à l'envahir par tous ses points de contact avec les objets extérieurs. C'est là surtout ce qui arrive aux malades affectés de fractures extra-capsulaires, quand le moindre mouvement leur cause des douleurs atroces. C'est justemeut ce qui est arrivé à la malade dont je rapporte plus loin l'observation.

L'indication capitale n'est-elle pas évidemment alors de suppléer au défaut du système locomoteur, et pour cela de créer d'abord un appareil remplissant autant que possible les fonctions du squelette, et capable, tout en immobilisant la cuisse et le bassin l'un par rapport à l'autre, de soulever d'une seule pièce le corps tout entier ? Rien de plus facile après cela que d'animer pour ainsi dire ce squelette supplémentaire de forces artificielles destinées, les unes à dompter la force musculaire pour ramener la cuisse à sa longueur et l'y maintenir, les autres à rétablir autant que cela est indispensable à la vie cette lutte que la force musculaire soutient à tout instant contre la pesauteur, lutte dont l'importance est telle, qu'elle constitue l'un des besoins primordiaux de notre organisation et qu'elle forme même, disons-le en passant, le trait caractéristique du règne animal.

On objectera, sans aucun doute, l'inutilité et les dangers de tous les appareils employés jusqu'à ce jour. Ces dangers n'ont rien qui doive étonner. Tous ces appareils, en effet, n'ont-ils pas agi sur le corps humain comme s'il était privé de vie en lui faisant subir l'action de pressions continues que les végétaux eux-mêmes ne supporteraient pas sans inconvénient.

L'Auteur de la nature ne l'a point traité ainsi, et devant lui imposer une pression égale à son propre poids, c'est-à-dire de 50 à 100 kilogrammes environ à la surface d'un sol plus ou moins dur, il ne s'est pas contenté de revêtir de coussinets graisseux admirables toutes les surfaces destinées à subir le contact des objets extérieurs, il l'a doué d'une faculté merveilleuse, celle de changer à tout instant ses points d'appui.

Cette loi féconde de l'intermittence dans l'action des points d'appui suffisant pour ôter tous leurs dangers aux pressions dues à la pesanteur, pourquoi ne pas établir notre appareil sur ce principe et rendre toutes nos pressions inoffensives en leur imprimant le cachet de l'intermittence? C'est ce que je crois avoir fait, et telle est l'idée fondamentale qui m'a servi de guide dans la construction d'un appareil à l'aide duquel nos trois grandes indications ont pu être remplies et dont les résultats ont dépassé nos espérances.

Trois cas toutefois peuvent se présenter dans la pratique :

PREMIER CAS.

Le blessé se trouve dans des conditions de vitalité suffisamment bonnes pour supporter sur ses téguments les pressions intermittentes toujours très-modérées que nécessite l'extension permanente. Il est appelé par là même à profiter de tout le bénéfice de l'appareil, les grandes indications formulées ci-dessus, page 2, pouvant être simultanément remplies. Ce cas est le plus fréquent. (Voyez l'observation 1.re)

DEUXIÈME CAS.

Il peut se rencontrer chez le blessé un tel degré d'abaissement dans les forces vitales que les pressions les plus habilement ménagées et alternées mortifient les téguments.

Il peut arriver également que la sensibilité nerveuse de la peau soit tellement exaltée que la moindre compression détermine des douleurs intolérables.

Il faut alors renoncer à l'extension permanente pour remplir les deux autres indications. Tel est le but de l'appareil figuré page 8. (Voyez l'observation 2.e)

TROISIÈME CAS.

On rencontre enfin des malades très-avancés en âge ou très-affaiblis pour lesquels l'immobilité du lit pendant quelques jours serait un véritable danger ; ceux-là n'ont besoin d'aucun appareil de fracture.

Quant à la conduite à tenir, les antécédents du blessé, la connaissance approfondie du degré de forces qui lui reste et des ressources que peut présenter encore sa constitution, indiquent au praticien s'il y a lieu ou non d'employer un appareil. Ce premier problème résolu par l'affirmative, un second se présente immédiatement : est-il possible de soumettre le membre à l'extension permanente ? On le peut, sans doute, dans l'immense majorité des cas, mais cette règle générale souffre quelques exceptions impossibles à reconnaître *à priori*. Le mieux est de recourir à l'expérience en procédant à un essai méthodique.

On place donc le malade dans l'appareil figuré page 8, le membre dans la demi-flexion, et reposant sur un coussin d'oreillers formant double plan incliné. Le 8.ᵉ jour seulement, quand les accidents inflammatoires ont dû céder au repos et à un traitement convenable, on applique l'appareil à extension que l'on fait agir graduellement, de manière à n'obtenir l'allongement complet que le 12.ᵉ ou le 15.ᵉ jour.

Le point capital est de découvrir souvent et d'exposer à l'air les parties soumises à la pression. Mais si, nonobstant une intermittence habilement ménagée entre les points d'appui et des fomentations d'eau fraîche ou autres, une rougeur persistante et croissante venait à s'établir, il faudrait cesser toute traction nouvelle et s'en tenir au résultat obtenu, ou même, si c'était nécessaire, renoncer tout à fait à l'extension permanente, déposer le membre sur le coussin d'oreillers à double plan incliné, et se résigner à un raccourcissement inévitable.

Dans ces nouvelles conditions, le malade, tout en conservant le bénéfice de l'appareil de Dupuytren, jouit de deux avantages précieux et entièrement nouveaux. Je veux dire que toutes les pressions que la pesanteur lui fait nécessairement subir deviennent alternatives, et que les fragments de sa fracture sont maintenus dans une immobilité parfaite. L'intermittence dans toutes les pressions qui résultent de son propre poids, le mettent en quelque sorte à l'abri des escarres de cause externe, puisqu'il est possible de découvrir à volonté et d'exposer à l'air tous les points menacés d'inflammation. L'immobilité des fragments le préserve de toute douleur vive dans la fracture, et abrége notablement son séjour dans l'appareil ; telle est au moins, pour moi, la conséquence d'une observation suivie d'autopsie au 32.ᵉ jour d'une fracture de la partie supérieure du fémur traitée par l'appareil figuré page 8. (Voyez l'observation 2.ᵉ)

Application de l'appareil aux grabataires immobiles.

Ce dernier appareil, facile à improviser partout, en quelques heures et à peu de frais, peut être considéré comme un lit mécanique à la portée de tous. Il est applicable dans cette foule innombrable de cas où les malades sont condamnés dans leur lit à une longue immobilité. Car, sans parler des fractures du fémur, de la colonne vertébrale et des os du bassin, en écartant même la maladie de Poot, la coxalgie, la paralysie générale, la paraplégie et le rhumatisme articulaire aigu général, où son utilité est trop évidente, quels services n'est-il pas capable de rendre aux périodes avancées de toutes les grandes maladies quand le poids du malade devient pour lui un inconvénient ou même un danger !

Qui n'a présent à l'esprit le spectacle affligeant et si souvent renouvelé de malades réduits dans leur lit à une immobilité absolue ? Ils deviennent alors comme des masses inertes d'un poids souvent énorme et sont privés par là même des soins les plus indispensables !

On sait le peu de succès des manœuvres que l'on entreprend pour les soulever, les efforts extraordinaires qu'elles exigent, le surcroît de douleurs qui en résulte pour le patient, et les dangers auxquels s'exposent ceux qui s'y dévouent (1).

Il est certain qu'employé dans ces cas, l'appareil en question fournit un moyen facile de détacher des surfaces sur lesquelles il repose le malade le plus pesant et de le soulever sans lui imprimer la moindre secousse. On peut alors, en enlevant tour à tour l'une et l'autre courroie, *inspecter*, à l'aide d'un miroir, la peau du siége dans toutes ses parties, la laisser *exposée à l'air* plus ou moins longtemps, y *pratiquer des fomentations* d'eau fraîche ou autres, *panser* les plaies ou les escarres s'il y en a, *présenter* le bassin, *changer* le matelas si cela est nécessaire, *disposer le coussin du siége* de la manière la plus convenable à l'état des téguments.

(1) Combien de hernies de tout genre et de déplacements de matrice ne reconnaissent pas d'autre cause !

OBSERVATION 1.re

Fracture extra-capsulaire du col du fémur à 70 ans, accompagnée de dou-
leurs atroces par le moindre mouvement. Guérison.
Raccourcissement de sept lignes combattu avec succès et sans escarres par
l'extension permanente exercée au moyen de pressions intermittentes.
Egalité de longueur des deux membres qui ne permet plus de recon-
naître la cuisse fracturée.

Le 6 juillet 1851 on m'appelle en toute hâte chez M.me D. — M.me D. est
âgée de 70 ans, et sa constitution est depuis longtemps détériorée. Elle vient
de tomber sur la hanche droite en glissant sur le carreau de sa chambre.
Les personnes qui l'entouraient, ayant essayé de la porter sur son lit, ont
été obligées de s'arrêter devant les cris affreux que la douleur lui arrachait.

Je trouve la malade le siége appuyé sur le bord d'une chaise et main-
tenue dans cette pénible attitude depuis une heure, tant elle redoute le
moindre ébranlement ! Je m'empare du membre blessé, et deux aides
s'étant chargés du reste du corps, nous la déposons sur son lit. La douleur qu'elle a ressentie dans cette manœuvre, malgré tous nos soins, a
été telle qu'elle poussait des cris aigus, et que désormais elle ne veut
consentir à ce qu'on lui imprime le moindre mouvement. En vain, les
besoins naturels venant à se faire sentir, lui représente-t-on l'immense
danger qu'il y a pour elle à abandonner la peau du siége à l'action corro-
sive des excréments, rien ne peut ébranler sa résolution, « j'aime mieux
mourir, » dit-elle pour toute réponse.

La mensuration pratiquée à plusieurs reprises indiqua un raccourcissement de sept lignes du côté blessé. Pendant les premières heures, il
n'y eut pas de rotation en dehors, tous les muscles étaient tendus convul-
sivement et le membre était presque inflexible, une percussion légère sous
le talon retentissait douloureusement dans l'aine. La malade, malgré tous
ses efforts, ne pouvait parvenir à détacher le talon de la surface du matelas.

Le lendemain, la rotation en dehors était complète. Le troisième jour,
je remarquai à l'aine du côté droit, en dehors de l'artère fémorale, dans
le lieu même où des douleurs horribles se faisaient sentir depuis le moment de l'accident, un empâtement manifeste douloureux à la pression (1).

Je reconnus à ces caractères une fracture extra-capsulaire du col du

______

(1) Au bout de 30 jours cet empâtement prit une dureté tout à fait osseuse, et pendant
quatre mois je palpai dans cette région une tumeur du volume d'un œuf d'oie. Cette
tumeur qui disparut du 180 au 200.e jour environ, était sans aucun doute formée par le
cal provisoire.

fémur. Un pareil diagnostic faisait entrevoir dans un avenir très-prochain les accidents les plus graves. Suivant Astley Cooper, en effet, « la fracture extra capsulaire amène souvent la mort des sujets âgés » et de plus, dans le cas actuel, nous étions placés dans la plus fâcheuse alternative, car soulever la malade chaque jour pour lui donner les soins indispensables, c'était, presque à coup sûr exciter l'inflammation dans la fracture et allumer la fièvre ; et d'un autre côté, la laisser dans l'immobilité, c'était l'abandonner aux suites plus promptement funestes encore des escarres au sacrum.

Il fallait évidemment pour sauver la vie un appareil que la peau pût supporter, et qui, s'appliquant non plus seulement à un os en particulier mais bien au squelette tout entier, permît de soulever la malade d'une seule pièce sans ébranler les fragments osseux, et par conséquent sans éveiller la douleur.

Voici l'appareil à l'aide duquel cet important résultat fut obtenu :

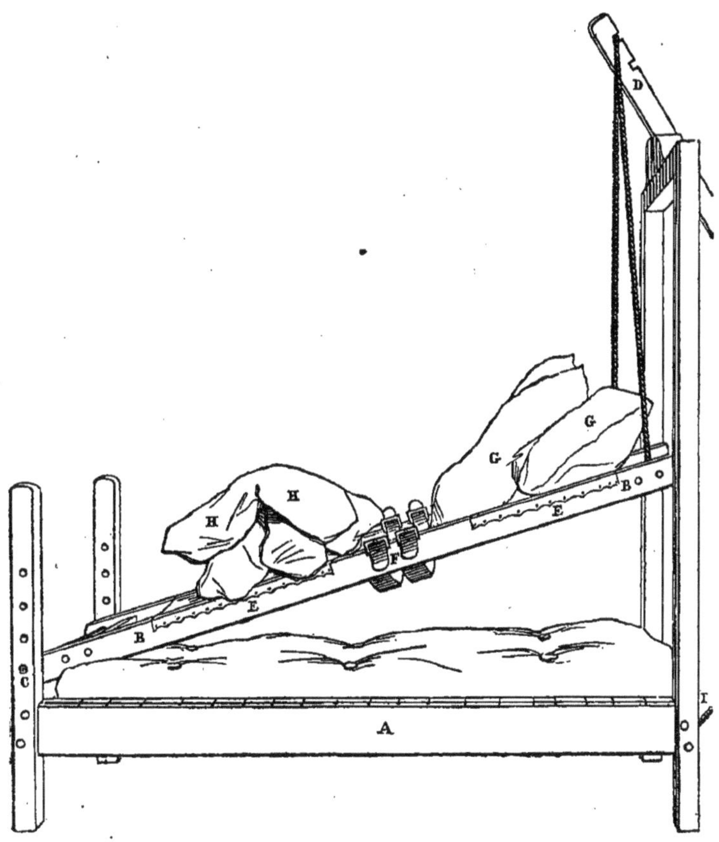

« On devine à la première vue que la tête et le tronc de la malade re-
» posent sur les oreillers GG, le membre fracturé sur les coussins HH
» formant double plan incliné, le bassin sur les courroies F.

» Les besoins naturels une fois satisfaits, la peau du siége pansée con-
» venablement et le lit préparé avec soin, on détache la corde fixée en I,
» et, à l'aide du levier D, on laisse le châssis mobile descendre lentement
» sur le matelas (1).

» Les toiles EE, déchargées du poids de la malade, se détendent aussi-
» tôt, les courroies relâchées peuvent être enlevées avec la plus grande
» facilité et la malade jouit du bienfait d'un lit renouvelé. Il est facile, en
» soutenant les épaules, de changer les oreillers sur lesquels reposent la
» tête et le tronc. »

La malade une fois soulevée, on put explorer à l'aide d'un miroir toute
la partie postérieure et inférieure du tronc. La peau était d'un rouge
écarlate et les points proéminents tendaient visiblement à s'excorier
quoiqu'ils ne fussent que depuis 72 heures en contact avec les draps imprégnés d'urine. Je prescrivis l'exposition à l'air de toutes ces surfaces
pendant cinq minutes, matin et soir, des lotions à l'eau fraîche et le re-
nouvellement du coussin du siége.

Sous l'influence de ces moyens, la peau reprit en deux jours son aspect
naturel. Ce résultat inespéré ne me parut pas dû seulement à l'heureuse
influence des soins de propreté, je le rapportai surtout au changement
survenu dans la nature de la pression qui de continue et funeste était devenue intermittente et inoffensive. De là à l'idée de pratiquer l'extension
permanente, au moyen de pressions alternatives, il n'y avait qu'un pas.
C'est dans ce but que je fis ajouter à l'appareil précédent les pièces que
voici : (*Voir la gravure à la page suivante.*)

(1) On peut remplacer avantageusement le levier D par une poulie et un contre-
poids suffisant pour faire équilibre au poids du malade et de l'appareil.

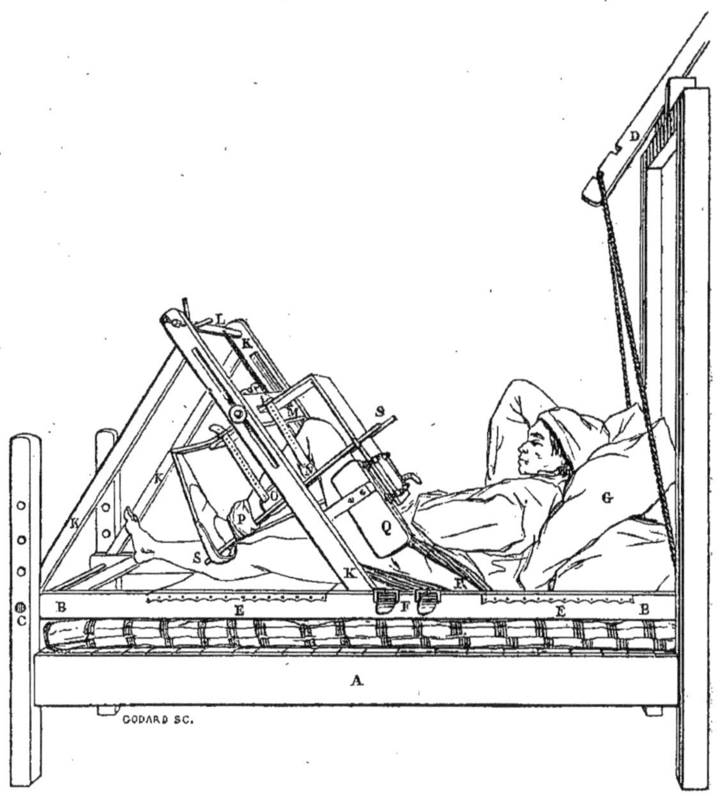

« Le mollet est le point d'appui principal de la force extensive. Un
» coussin concave bien rembourré embrasse toute sa face postérieure et
» va se fixer, au moyen de trois courroies, à la planche située au devant
» de la jambe. On voit en O le point d'attache de la plus inférieure de
» ces courroies au coussin.

» Sous l'influence de la traction de ces courroies, la jambe s'étendrait
» infailliblement, c'est pourquoi elle est retenue à l'angle droit au moyen
» d'un mouchoir plié en cravate formant une large bride P qui embrasse
» sa partie inférieure et antérieure préalablement matelassée et qui s'at-
» tache aux deux baguettes SS placées sur un plan postérieur.

» Pour suppléer ce point d'appui *principal et habituel*, j'applique un
» coussin étroit mais rembourré avec soin dans l'espace qui sépare le
» creux du jarret du mollet. Ce point d'appui *secondaire et exceptionnel*

» ne sert que pendant les quelques instants nécessaires pour exposer à
» l'air la surface comprimée du mollet. Ce coussin va s'attacher au
» moyen de la courroie N à la planche qui fait face à la jambe.

» Afin de soulager tous les points d'appui du surcroît de pression
» qui résulte du poids du membre, on fait reposer la plante du pied sur
» une planchette mobile que l'on peut assujétir dans toutes les positions
» désirables.

» Enfin on réduit le fémur à l'immobilité en le faisant embrasser la-
» téralement par deux valves Q concaves, bien rembourrées, qui peu-
» vent se rapprocher avec assez de force pour opérer à elles seules
» l'extension du membre et remplacer ainsi momentanément les cous-
» sins du mollet et du jarret. Elles sont fixées à la planche qui fait face
» à la cuisse.

» Le membre ainsi maintenu, on établit la contrextension au moyen de
» deux longs coussins de bale d'avoine qui embrassent les deux cuisses
» au niveau des aines et des tubérosités ischiatiques et aboutissent cha-
» cun à une corde qui s'enroule sur un treuil fixé à la traverse supé-
» rieure du châssis. On voit en R l'anse que forme le coussin qui em-
» brasse la cuisse gauche à sa base.

» Quant à l'extension, on la fait au moyen du treuil L, les deux cordes
» s'enroulent sur lui, et le madrier M qui supporte les pièces auxquelles
» la cuisse, la jambe et le pied sont fixés, glisse dans les deux mortaises
» longitudinales pratiquées dans les deux montants antérieurs KK (1).

A l'aide de ces moyens, l'immobilité des fragments fut assurée, le
membre fut ramené et maintenu à sa longueur naturelle et la malade fut
préservée d'escarres.

Pendant 95 jours qu'elle séjourna dans l'appareil, elle fut soulevée une
ou deux fois chaque jour pour faire son lit, et au bout de ce temps, elle
en sortit avec beaucoup de raideur dans les articulations des membres in-
férieurs et du tronc, mais sans raccourcissement. Ces raideurs se sont

(1) Je dois signaler ici une machine que M. Ferdinand Martin a décrite dans les n.ᵒˢ des
14, 17 et 19 décembre 1850 du journal l'*Union médicale.*

Cet appareil, qui réalise, à mon estime, une très-bonne idée, savoir: l'alliance
de l'extension continue de Desault et de Boyer à la position demi-fléchie de Dupuytren, a vivement fixé mon attention ; mais agissant comme tous les autres au moyen
de pressions continues, il vient échouer comme eux contre les escarres qu'il produit. La
ceinture de fer, qui en fait la base, doit être d'ailleurs très-difficile à supporter, et bien
plus difficile encore à mettre en place. Comment, en effet, introduire le corps d'un blessé
dans un pareil anneau sans lui imprimer les secousses les plus douloureuses ?

dissipées peu à peu, et depuis plusieurs mois, Mme D., malgré son extrême faiblesse, marche *sans boiter*.

OBSERVATION 2.^e

Fracture comminutive du fémur au niveau des trochanters.

Consolidation au moyen d'un cal provisoire de consistance vraiment osseuse le 32.e jour de l'accident, sous l'influence de 12 jours d'immobilité des fragments.

Le nommé Thébault, âgé de 50 ans, épileptique et dément, admis depuis le 20 août 1851 à l'asile des aliénés de l'Orne, tombe de sa hauteur sur la hanche gauche, le 26 février 1852, et se fracture la partie supérieure du fémur, au niveau des trochanters.

Sur la proposition obligeante de M. le docteur Belloc, directeur-médecin de l'Asile, j'entreprends de lui appliquer l'appareil qui m'avait réussi chez Mme D.

Il y a rotation complète du membre en dehors, le raccourcissement est de 4 centimètres, une tumeur de forme arrondie très-apparente se montre au niveau du grand trochanter, et la peau environnante présente au bout de 8 jours la teinte jaunâtre propre aux ecchymoses.

M. Belloc fait remarquer que depuis longtemps il y a chez Thébault un grand affaissement de toutes les forces physiologiques. Ainsi, dès avant son entrée à l'Asile, la démence était déjà portée à son comble ; il marchait en titubant, comme un homme ivre, ses digestions étaient souvent pénibles, il était sujet à la diarrhée et il lui arrivait parfois de ne pouvoir retenir ses déjections. Au mois de septembre 1851, il fut atteint d'une fièvre typhoïde très-grave avec escarre gangreneuse au sacrum, il s'en est relevé mais plus faible que jamais.

La région sacrée est recouverte par un tissu de cicatrice et présente une teinte rougé lie de vin. Il existe même déjà au niveau de l'une des apophyses épineuses du sacrum une excoriation superficielle de 1 centimètre environ de diamètre.

Nous appliquons l'appareil le 4 mars, 8.e jour de l'accident. La réduction s'opère avec la plus grande facilité, et le membre est ramené doucement à sa longueur primitive sans que le malade fasse entendre aucune plainte.

Les soins très-difficiles à lui donner jusqu'alors, et qui exigeaient le concours de plusieurs infirmiers, s'administrent maintenant avec la plus grande facilité. Une seule personne suffit pour le soulever, lui donner le bassin, panser la plaie du siége, renouveler les coussins et même le matelas ; tout cela se fait sans lui imprimer le moindre mouvement et même sans l'éveiller.

Le 11 mars, je constate que l'excoriation du sacrum est parfaitement guérie, mais ayant détaché une des courroies de la jambe, au niveau du mollet, j'aperçois des phlyctènes évidemment gangréneuses. Je diminue la pression sur tous les points comprimés en lâchant toutes les courroies et en faisant reposer le poids de tout le membre sur la plante du pied.

17 mars. L'agitation du malade étant devenue continuelle et incoercible par suite du rapprochement des accès, et les moindres pressions amenant au bout de quelques heures le détachement de l'épiderme, je cesse toute extension et je dépose le membre sur un double plan incliné d'oreillers à la manière de Dupuytren. Le raccourcissement de 4 centimètres se reproduit aussitôt ainsi que la tumeur de la région trochantérienne.

L'état général s'aggrave sensiblement, une fièvre lente et continue, une diarrhée que rien ne peut arrêter, minent le malade, dont les accès du reste s'éloignent et sont moins violents. Les extrémités s'infiltrent. La région du sacrum, qui avait pris un bon aspect, a rougi depuis deux jours, et la teinte lie de vin reparaît sur les points proéminents. On redouble de soins pour éloigner la pression des points malades.

21 mars. La peau qui recouvre la partie la plus saillante du sacrum prend une teinte noirâtre dans l'étendue d'une pièce de 5 francs environ.

28 mars. Le malade est dans un état voisin de l'agonie et succombe le 29.

AUTOPSIE.

Avant de procéder à l'incision des téguments, M. Belloc ayant porté fortement le pied gauche en dehors, on entend un bruit semblable à celui d'un os qui éclate.

Les téguments étant incisés, nous trouvons les muscles environnant la fracture imprégnés de matières calcaires et criant sous le couteau qui ne les divise qu'avec beaucoup de peine ; plus profondément, cette couche s'épaissit et forme une sorte de coque continue. En enlevant cette coque pour distinguer les fragments, on voit quelques cuillerées de pus sanieux venant de l'intérieur de la fracture s'échapper de la partie la plus déclive.

Les fragments étant isolés, on en distingue trois : un supérieur portant la tête et le col de l'os et se terminant inférieurement en forme de coin, un inférieur comprenant tout le corps du fémur et se terminant en haut par une lame concave où se loge la base du col et qui comprend toute la face antérieure du fémur jusqu'au grand trochanter. En arrière de ces deux fragments se trouve le troisième formé uniquement par le grand et par le petit trochanter et la partie du fémur qui les unit.

Il semblerait véritablement que la fracture ait été produite par l'enfoncement du col dans le corps de l'os qui aurait été fendu en deux fragments, l'un antérieur et l'autre postérieur.

La lame osseuse du fragment antérieur et inférieur présente à sa base une solution de continuité transversale, produite évidemment après la mort, et sans aucun doute au moment où M. Belloc porta la jambe en dehors. La surface de cette solution de continuité a 6 centimètres de longueur et de 4 millimètres à 1 centimètre de largeur.

De ce fait on peut tirer cette conséquence importante, savoir : que grâce-à l'immobilité des fragments, la résistance du cal provisoire était supérieure à celle de cette lame osseuse, et par là même évidemment égale à celle que présente le cal, le 32.ᵉ jour d'une fracture, dans les os dont les fragments sont assujettis par les appareils ordinaires.

H. Damoiseau.